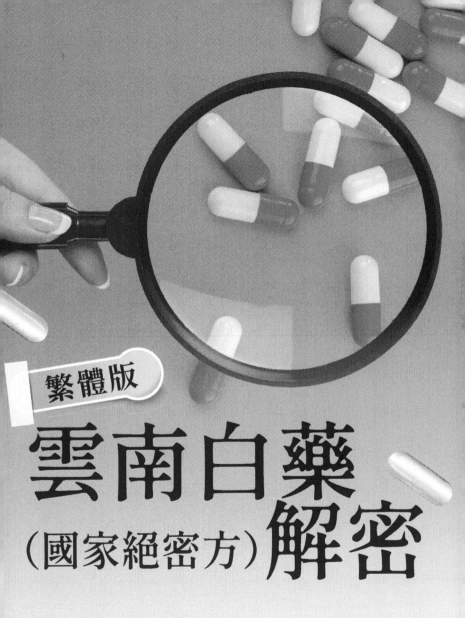

繁體版

雲南白藥

（國家絕密方）解密

宋友諒／著

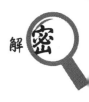解 密

目錄

前言   4

雲南白藥的歷史和知識產權   5

雲南白藥療效及適應症   8

誇大宣傳，不實資料   12

雲南白藥系列產品法律檢查   21

　　一、雲南白藥   22

　　二、雲南白藥膠囊   25

　　三、雲南白藥酊   25

　　四、雲南白藥創可貼   25

　　五、雲南白藥氣霧劑   26

　　六、雲南白藥膏   27

　　七、雲南白藥散劑   27

雲南白藥牙膏   30

結束語   36

附圖   38

我的作品：一、從碳酸鈣變成國家絕密處方的過程 41

　　　　　二、《雲南白藥》書評   51

參考資料   61

云南白药
解密

前言

　　一九五九年，作者在南京藥學院畢業前實習，在南京市中醫院圖書館，看到了醫藥衛生快報上，雲南白藥祕方，一九六二年，加強基層技術力量，我由北京醫藥工業研究院，調到昆明制藥廠，試驗室主任王技師給我的答復是：雲南白藥成分不保密，告訴了你成分，你也做不出來，保密的是生產工藝，是藥廠試驗後做出來的，文化革命時期，雲南白藥工藝操作規程，放在中心實驗室臺上，無人保管，我也看過了，但是在二〇一三年，湖南羅秋林律師，以侵犯消費者知情權理由，將雲南白藥的生產藥廠，告到法院，引起我的注意，之後收集我寫過的文章（參考資料 1、2）並買了雲南白藥產品，分析研究，形成此書，供雲南白藥系列產品的消費者，打假勇士，藥品管理部門，質量監督部門及對此產品有興趣的人士閱讀研究。

解

雲南白藥的歷史和知識產權

民國時期，雲南各地藥店，賣一種紙包的白色粉末，是民間祕方，用於治療跌打損傷，因為藥品是白色的，叫白藥，產於雲南，這就是雲南白藥名字的來源。

其藥物組成有三七，稱傷科聖藥，有止血、散瘀，消腫止痛的作用，還有獨定子（金鐵鎖）、草烏，有止痛作用，及重樓，是賦形劑，在一九五五年的雲南科技展覽會上，這個雲南白藥獲一等獎。

雲南名醫曲煥章，也配製雲南白藥，稱「百寶丹」，裡面加了一粒小紅丸，稱保險子，有保險子的，表示由曲煥章配製的，所以，雲南白藥的知識產權屬於雲南中醫和藥房，百寶丹的知識產權，屬於曲煥章的，曾澤生的知識產權是白藥精（參考資料 6）這三種白藥，成分不相同的。

一九三八年曲煥章去世之後，百寶丹停產。

一九四九年，雲南解放時，還有二十多家生產雲南白

5

藥，五二年整頓之後，還有十三家生產雲南白藥，所以雲南白藥的知識產權屬於雲南醫藥界，同曲煥章沒有關係。

那麼什麼時候雲南白藥和曲煥章百寶丹，合二爲一混爲一談的呢？

從一九五五年開始的，當時全國開展獻祕方運動，曲煥章之子曲嘉瑞，獻出了曲煥章祕方，稱百寶丹，由昆明聯合藥廠生產，曲煥章妻子繆蘭英，也獻出了祕方，稱雲南白藥（原名曲煥章百寶丹）由昆明藥廠生產，1962 年外包裝重新設計，去了括弧中的八個字，稱雲南白藥，這樣把雲南各地中醫和藥房的知識產權，全部給了曲煥章一人所有，典型的張冠李戴了。

關於雲南白藥和曲煥章百寶丹，二者混爲一談，從批准文號上也看到了這一情況，請見本文雲南白藥法律檢查項下，雲南白藥批准文號 Z53020792，z 代表中藥類，53 代表雲南省地區的代號。02 代表 2002 年又核發了一次批准文號 0792 是順序，那麼一九五三年的雲南白藥成分是三七、草烏、重樓、獨定子（金鐵鎖），當時曲煥章百寶丹 1951 年獲一等獎，取樣化驗是碳酸鈣，作爲假藥登雲南日報取締，這個批准文號同曲煥章的白藥沒有關係，當時正值工商業社會主義改造，私人老闆進入昆明聯合藥

廠，生產百寶丹和白藥精，昆明藥廠生產的是雲南白藥（原名曲煥章百寶丹），用的批准文號是 1953 年給的文號，但是成分不同了，是三七、草烏、重樓、獨定子、麝香，冰片，披麻草，朱砂，是繆蘭英獻的祕方，成分不同，用了相同的批准文號，於是開始了牛皮越吹越大的吹牛皮，吹到了雲南地方誌寫成黨和國家經濟領域中最高機密，雲南省檔案館的地方史資料中，有這樣介紹的，雲南白藥爲雲南人曲煥章創制，專門用於傷科治療的中成藥散劑，至今已有一百多年歷史，其處方仍然是中國政府經濟領域的最高機密（404 頁）。繆蘭英獻的祕方，她是外行，並不知道怎麼配製，由曲家工人李瓊華教他的，三七用量特別大，要濃縮處理，曲煥章沒有這個設備的，曲煥章之子曲嘉瑞，之女曲竹林，一直聲稱繆蘭英獻的祕方是假的，例如，爲什麼有麝香，工商局審定價格時價格不對，繆蘭英加了麝香一味，日本牙膏粉中有冰片氣味，於是配方中加了冰片一味，本人懷疑，繆蘭英抄了公開的獲獎的雲南白藥處方，加了一粒小紅丸，所以她把三七劑量抄錯了，用量特別大。

雲南白藥療效及適應症

　　一九五九年《醫藥衛生快報》第十七期 258～259 頁，這是產品投放市場之前，由雲南省第一人民醫院，作臨床試驗，該文摘錄如下：雲南白藥（原名曲煥章百寶丹）系採用雲南特製藥材配製的民間驗方之一，在臨床應用上，的確有很大療效，今將雲南省第一人民醫院內科，對雲南白藥在臨床上應用體會及結合過去的經驗，綜合介紹如下：

　　雲南白藥主要的藥物有：三七，重樓、獨定子、草烏、披麻草、冰片、麝香、珠砂等混合而成。

服法（一般用法及注意點）

(1)凡因刀槍跌打諸傷，無論輕重，有出血者，用開水調服，若瘀血腫痛，及未出血者，則宜用酒調服。

(2)婦科各症，均宜以酒調服。

(3)凡毒瘡初起，除內服外，並宜用白藥少許，以酒調勻，塗患處，如已化膿，只需內服。

解密

用量（一般用法）

(1) 不論上述何症，成人每次需用量為 0.2～0.3 克，如病情較重及身體健康者，可酌量增服，但每次最多不可超過 0.5 克。

(2) 凡小孩，二歲以內每次服 0.03 克，五歲以內服 0.06 克。

禁忌

凡在服用白藥期內，忌食蠶豆、魚類、酸冷等，孕婦忌服。

作者對雲南白藥用法介紹

為了便於臨床觀察及總結，對一般成人，每次 0.2 克，一日三次，小孩可參照以上一般用法。

雲南白藥的主要作用

(1) 清熱解毒

(2) 消炎散腫

(3) 止血鎮痛

(4) 防腐生肌

(5) 化瘀活血

(6) 補血生新

雲南白藥
解密

臨床療效總結及探討

(1)對於各種器械的損傷而致出血或因鈍器所傷而不致有出血病狀者（俗稱內傷）均為有效。

(2)對各種瘡毒，只見紅腫而未破潰者，可以敷而消之。已化膿而破者，可以內服消之。

(3)對月經不調，痛經月經過多，子宮出血以及產後瘀血等有顯效，對慢性長期的胃痛，也有療效。

最近的臨床實踐經驗

(1)對鼻出血觀察 31 例，血吸蟲病，每 3～5 天發生鼻出血一次，3～9 天後治癒。

(2)對血吸蟲病大便膿血的觀察共 15 例，雲南白藥對此症，有很大療效。

(3)對血吸蟲病患無鼻出血伴有大便膿血共 6 例，平均治療天數為 6 天。

(4)對急性腸胃炎組的觀察 8 例，第二天痊癒者 7 例，僅 1 例服藥二天多才好轉。

治療有待進一步研究的適應症

(1)胃及十二脂腸潰瘍

(2)痢疾

(3)對各種結腸炎的應用

(4)對痔瘡及痔核的出血者

(5) 提出對血液系統的觀察

　　綜觀以上資料，雲南白藥投放市場，只有有限的臨床資料，是一種跌打傷科用藥，而不是生產藥廠編造的老百姓有服食雲南白藥的習慣，成為膳食添加劑。保險子，只是標誌曲煥章配製的，沒有臨床資料，雲南白藥說明書：凡較重之跌打損傷，先服一粒保險子，查無來源根據。

　　藥廠的宣傳資料：保險子可治療較重之跌打損傷，也可治療心絞痛，急性乳腺炎，鼻衄等 20 餘種疾病，為誇大宣傳。出版了一本書，由雲南白藥廠幹部作序，書名：《雲南白藥治百病》，後來又將雲南白藥寫進了雲南地方誌，雲南白藥是黨和政府經濟領域中最高機密，牛皮是越吹越大了。

　　雲南白藥原來沒有質量標準的，由雲南藥檢所給予完善，見其配製時用黑草烏，也用黃草烏，因為草烏品種多，毒性大小不同，選用毒性最小的黃草烏。所有草烏都是直立，只有黃草烏是藤本，採集時不會看錯品種。

　　重樓，有大有小，選用滇重樓這一品種作雲南白藥原料。

誇大宣傳，不實資料

雲南白藥集團股份有限公司（資料）

成立：1993 年

代表人物：董事長，王明輝

總部：中國雲南昆明

產業：中成藥

產品：雲南白藥

歷史

雲南白藥 1902 年由曲煥章創制，原名曲煥章百寶丹，（筆者注：西南三省科技展覽會收集到原裝曲煥章百寶丹，一共七瓶，獲獎，但是省藥檢所，取樣化驗是碳酸鈣，是當時最普通的牙膏粉，宣布為假藥，雲南日報登報取締），曲煥章原在雲南江川一帶，是有名的傷科醫生，後為避禍亂，遊歷滇南名山，求教當地的民族醫生，研究當地草藥，苦心鑽研，改進配方，歷經十載，研製出「百寶丹」，另外他還研製出虎力散，撐骨散藥方。1916 年曲煥章將他們與白藥的藥方，一起交給雲南省政府員警廳衛生所檢驗，合格後頒發了證書，允許公開出售，1917

解密

年雲南白藥由紙包裝，改爲瓷瓶包裝，行銷全國，銷量驟增，1923 年後，雲南政局混亂，曲煥章在此期間，鑽研配方，總結臨床經驗，使雲南白藥達到了更好的藥效，形成了一藥化三丹一子，即：普通百寶丹，重生百寶丹，三生百寶丹，保險子（請讀者注意，曲煥章的雲南白藥都叫各種百寶丹）此時百寶丹已享譽海外，在東南亞地區十分暢銷，1931 年曲煥章在昆明金碧路建成「曲煥章大藥房」。一九三八年，臺兒莊戰後，曲煥章發放三萬瓶雲南白藥，給國民政府軍官，在此役戰勝後，雲南白藥的名聲達到全國各地，1955 年，曲煥章妻子繆蘭英向中華人民共和國政府（筆者注：向昆明市政府），獻出該藥祕方，之後雲南白藥開始在其他藥廠生產（筆者注：當時獻出百寶丹祕方，共有三個不同版本，曲煥章兒子曲嘉瑞獻出的祕方叫百寶丹，昆明聯合藥廠生產，繆蘭英獻出的祕方叫雲南白藥，原名曲煥章百寶丹，交昆明藥廠生產，還有一個白藥精，聯合藥廠生產）1992 年中國頒布《中藥品種保護條例》，廿多年來，雲南白藥僅有的國家一級保護的四個品種之一，另外三個品種是阿膠，龍骨壯骨沖劑，片仔癀（筆者注：這個政策是對的，但是保護期過後，其中三個公布了成分，雲南白藥爲何獨缺？現在明白了，爲了做假藥）

雲南白藥
解密

藥物性狀

　　米黃色或黃白色粉末，有特殊香味，味道微酸，帶苦澀，舌頭有清涼麻木的感覺，保險子爲紅色殊砂爲主的小丸，剖面淺棕色，味微苦。

藥物組成

　　雲南白藥的配方和制法從不外傳（筆者注：雲南白藥配方公布在 1955 年西南三省科技展覽會上，得一等獎，曲煥章的百寶丹配方，公布在 1959 年公布在醫藥衛生快報上，只有制法一項保密）1955 年繆蘭英將配方獻給中華人民共和國，中央人民政府（筆者注：獻給昆明市政府），之後一直以國家衛生部絕密爲其保存。（據筆者所知申請批准文號時配方，交給衛生部保存）。此後一些書籍和雜誌上出現過關於雲南白藥的配方和制法，但生產者聲稱「均不正確」，關於雲南白藥的植物考證與鑒定，及其化學成分的分離和結構鑒定，一直引起各國科學家的關注，也用過各種現代分析方法，進行過解析，用發射分光計，分析出雲南白藥中有鈣磷元素存在，用光譜分析時，未見紫外吸收，紅外吸收光譜呈現出與葛根澱粉相近的圖譜，可推斷爲同一物（筆者注，是重樓的澱粉，不是葛根澱粉），在用斷層色譜點樣分析後也得相同結論，由此推

斷雲南白藥可能是用葛根澱粉做賦形劑。用超臨界流體色
譜法，測定出雲南白藥中，含有人參二醇，人參三醇等物
質（筆者注：這是三七成分）

雲南白藥散劑成分與含量說明

成分	毫克	成分	毫克
散瘀草	85 mg	准山藥	66.5 mg
苦良薑	30 mg	田七	200 mg
老鸛草	26 mg	總成分	500 mg
白牛膽	25 mg		
穿山龍	57.5 mg		

　　雲南白藥的配方和製作工藝，在中華人民共和國列為
絕密級（筆者注：一派胡言，申請配方為國家絕密方是行
政違法，不符合藥品管理法，關於製作工藝的保密，只在
生產的藥廠，不是國家絕密級），但是在美國公布的成分
是：田七、冰片、散瘀草、白牛膽、穿山龍、准山藥、若
良薑、老鸛草、酒精，白藥集團表示，在美國提交的材
料，不是雲南白藥保密方（筆者注：包裝材料上沒有注明
此不是祕方，彼是祕方，也沒有注明此是膳食添加劑，彼
是治療藥，成分不同，怎麼可以使用國家絕密方的外包
裝，這是公開賣假藥的證據，雲南白藥膳食添加劑，冒充
雲南白藥銷售，不打自招證據確鑿，公開賣假藥）。為了

應付 2013 年 11 月國家食藥總局發布的《關於修訂含毒性中藥飲片，中成藥品種說明書的通知》要求中藥飲片企業，企業在說明書中寫明毒性成分，並添加警示語的規定，2014 年 4 月，雲南白藥在其新的說明書中說明其藥品配方含草烏（筆者注：還有二種有毒成分，披麻草和朱砂，為什麼不寫出來，難道這二種不是有毒成分（披麻草毒性同草烏一樣危險），臨床報告表現，使用朱砂，出現肝腎損害，胃腸道反應，神經系統中毒，溶血性貧血過敏，中毒量 262mg，含草烏（也不正確，應為黃草烏）草烏為烏頭屬多種植物的俗稱，該屬含烏頭鹼為自然界中毒性最大的成分之一，口服致死量僅 1mg/kg，毒性為氰化鉀的 5－10 倍，經過其獨特的生產工藝，毒性可基本消除（筆者注：不是獨特的生產工藝，凡要食用烏頭屬藥品，就是要蒸煮很長時間，使烏頭鹼水解，毒性減少。

藥物劑型

　　雲南白藥問世之初的半個多世紀，都是以散劑供應市場因為散劑有不易掌握劑量，吞服口感不適的缺點，隨著制藥業的發展，不同劑型的需求，日顯突出，雲南白藥除散劑外還開發出膠囊劑，酊劑，膏藥劑、氣霧劑等，除此之外，依病情不同，有經驗的醫生，還會把雲南白藥與其他藥物配伍，製成其他劑型。

散劑是 4 克一瓶，配一粒保險子。

紅色保險子可治療較重之跌打損傷，也可治療心絞痛，急性乳腺炎，鼻衄等 20 餘種疾病（筆者注：保險子成分披麻草、重樓、朱砂、不能治上述病，文獻中也沒有記載能治上述病的敘述，是一個假藥，保險子原來只是用作表示，曲煥章配制生產的）。

臨床應用與藥理作用

雲南白藥為世人所得知是止血的功效，由於他含有多種活性成分，藥理作用複雜，除止血外還有多種用途。

止血

雲南白藥對於多種出血性疾病，都有明顯的療效，可以加速止血，縮短病程，有研究表明，這方面的藥理作用，主要是縮短出血時間和凝血時間，雲南白藥能使凝血酶原時間縮短，增加凝血酶原之含量，並能誘導血小板的聚集和釋放，止血方面應用十分廣泛，對於創傷出血，消化道出血，呼吸道出血，出血性腦病，婦科，小兒科，五官科出血性疾病，都有很好的治療效果。

雲南白藥
解密

藥代動力學

內服雲南白藥，半小時後起效，2－3 小時，達到峰值持續時間 4 小時。

不良反應與藥物禁忌

由於雲南白藥有興奮子宮的作用，可以造成流產，所以孕婦忌用，無論內服外敷。服藥後一日內忌食牛羊肉，豆類（尤其蠶豆）及其加工品。

雲南白藥有過敏者忌用。

嚴重心律失常者不宜使用。

用藥過量或中毒時忌用。

含有未標示的烏頭類生物鹼，如不適當使用，烏頭類生物鹼可引發口唇和四肢麻痺，噁心，嘔吐及四肢無力等不適症狀，嚴重者更會引致危害生命的情況，如呼吸困難和心律失常。

產品種類

雲南白藥酊，雲南白藥膠囊，雲南白藥噴霧劑，雲南白藥牙膏，雲南白藥創可貼等。

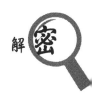

解密

臺灣市場

雲南白藥為一般老人熟知之產品，因為目前無特定代理商，故雲南白藥為臺灣民眾至中國大陸觀光時常會攜帶回來的紀念商品，網路上有一些代購商品，但因雲南白藥不願公開成分，與臺灣法令相左，故目前被列為禁藥，不允許進口及個人攜帶回國。

2002 年 10 月 15 日，日本東洋醫學，成人病預防協會監製雲南白藥保健系列，授權頂霖有限公司為臺灣地區總代理

2004 年 12 月 30 日雲南白藥集團股份有限公司授權臺灣頂霖有限公司為臺灣地區總代理，但當時臺灣尚無允許雲南白藥產品進口，故以雲白牙膏，在臺灣市場銷售。

雲南白藥，只有很少的臨床資料，大規模生產，投放市場，引發許多問題（參考資料 3）這些問題是雲南白藥可致多種不良反應包括過敏性休克，心律失常和腎功能衰竭，2003 年廣州曾有大學生因雲南白藥中毒身亡，事後認定與烏頭鹼中毒相似。雲南白藥隱患不止草烏，所含三七、重樓，也可致溶血出血，肝腎損傷等後果。每盒雲南白藥所帶的救命保險子更危險，多例不良反應，都因使用保險子導致。患者以服用後身體受損為由，起訴雲南白

藥，皆因國家保密方敗訴。草烏所含烏頭碱，可致命劇毒物，雲南白藥卻以保密配方為由，長期隱瞞該成分。2013年因被香港檢測含有烏頭碱成分並勒令召回，第一次公開承認其配方含有毒成分。

雲南白藥系列產品法律檢查

　　《中國藥品管理法》1984 年 9 月 20 日第六屆全國人大代表大會，通過，凡中國境內，藥品研製，生產經營使用和監督活動，均適用本法。

　　2001 年 2 月 28 日第九屆人大常務委員會，第二十次會議第一次修訂。

　　2019 年 8 月 26 日第十三屆人大常務委員會，第十二次會議第二次修訂。

　　如果需要修訂其中一項先發文徵求意見，再由人大常委會投票通過，這是國家對藥品的最高法律，雲南白藥股份有限公司，居然修訂了其中一項，成分國家保密方，草烏（制），其他成分略，他有這個權利嗎？是行政違法，天大笑話，胡弄上級，又如：法律規定，藥名不可作商標，又用行政法，申請了商標，也是行政違法，這樣胡弄欺騙了雲南白藥消費者，律師及法官，法律界人士，無人提出意見包括藥典委員會，藥品管理法從 1984 年開始到 2019 年第二次修訂，對於假藥的規定都是一樣的。

雲南白藥
解密

一、禁止生產假藥，有下列情形的為假藥，藥品成分
與藥品標準不符的。

二、以非藥品冒充藥品，以他種藥品冒充此藥品。

現在以這二條檢查雲南白藥系列產品

一、雲南白藥

批准文號 Z53020795

生產批號 23A1630

生產日期 20160907

6 瓶裝，每瓶 4 克，保險子一粒

成分：國家保密方

本品含草烏其他成分略

問題一

申請國家保密方的成分是三七、草烏、獨定子、重
樓、披麻草、朱砂、冰片、麝香，但是雲南白藥生產過程
中，成分與藥品標準不符，不符的地方是生產過程中，偷
工減料，麝香一味，價格昂貴，數十年中，從來不加，符
合假藥定義。雲南白藥如此大規模生產，全世界麝香產量
集中起來，也不夠它用，而歷來申報的檔案中，都有麝香
一味，含量萬分之四，就這麼一味藥，占了藥品價格的四

分之一，內行人聞一下，哪里有什麼麝香氣味，因為按照配方少了這一味藥，所以成為假藥，對於這種情況，2019年 8 月 26 日前處罰較輕，只是罰所得金額的三到五倍，之後要罰所得金額的 15－30 倍，對於占藥品價格的四分之一麝香，藥典委員會居然沒有列出一項鑒別方法，卻鑒別無藥用價值的保險子。

問題二

保險子，說明書說：凡較重之跌打損傷，先服一粒保險子，那麼就要問，一種保險子成分是鉤藤、穿山甲、澱粉，還有一種保險子是披麻草、重樓、朱砂，先服一粒保險子，到底要服哪一種保險子，按照藥品管理法，一個藥品，只有一種成分，如果變成了雙胞胎，一個是真的，另一個是偽的冒充真的使用，再說保險子本來就沒有任何藥用功能，以上二種保險子，都沒有上述功能，重傷必需急服一粒。書上也沒有記載，重傷必需先服一粒保險子。重傷有各種類型，急服一粒能治傷科百病？藥品管理法明確指出以非藥品冒充藥品，是假藥，以上任何一種保險子，都是假藥，保險子發明人曲煥章，只是表示曲煥章配製，沒有說重傷先服一粒保險子說法。

保險子違反了廣告法，誇大宣傳。

假藥要罰款，違反廣告法也要罰款。

問題三

藥品包裝，說明書，標籤，必需列出成分，成分是三七、草烏、獨定子、重樓、披麻草、朱砂、冰片、麝香，如果不這樣做，《藥品管理法》第一次修訂版八十五條規定，作為劣藥，假藥處理，所以雲南白藥所有系列產品，凡寫上國家絕密方，草烏（制），其他成分略的全是作為劣藥、假藥，害人的真的害了自己，聰明反被聰明誤，枉送了卿卿性命。新版藥品管理法未見這一條規定，似乎為雲南白藥量身訂制，該條不見了。但是與草烏毒性相同的披麻草及世界上禁用的朱砂不列出，隱瞞了這二種有毒成分，對人體造成嚴重損害，《中國刑法》115 條有規定：危險方法危害公共安全罪，也有一項叫擾亂社會主義市場經濟罪。

問題四

違反《商標法》，新版藥品管理法及之前藥品管理法都規定藥品名稱不得作為商標使用，所以，雲南白藥系列產品上凡是有雲南白藥 R 的，不能使用，取締，消毀外包裝，雲峰牌和雲南白藥牌，同時印在包裝材料上，試問，到底是什麼牌，違反了廣告法，綜上所述，雲南白藥依藥

品管理法檢查，它是一個假藥。

二、雲南白藥膠囊
生產批號 2FB1707

生產日期：20170602

批准文號：國藥准字 Z53020799

膠囊裝：保險子二粒

三、雲南白藥酊
每瓶 50ml

批准文號 Z53021238

　　以上二個品種，存在問題同一，雲南白藥，完全相同，不易贅述。

四、雲南白藥創可貼
功能：止血止痛，消炎，愈創

成分：國家保密方

本品含草烏（制），其他成分：略

批准文號 Z20073016

Z 為中藥類

問題

　　1.創可貼名字有專利，要有發明人授權，才能使用，

25

否則竊取了發明人的知識產權，青島海諾生物工程有限公司，創可貼有發明人授權，雲南白藥創可貼，沒有發明人授權，應停止生產，侵犯別人知識產權，沒有找上門要賠償，算你運氣。

2.請看批准文號 Z，這個代表中藥類，創可貼是醫用衛生材料，不是中藥，沒有止血止痛消炎癒創功能，國家醫藥管理局長鄭筱萸判死刑，不該給的批准文號，他給了，有了批准文號，也是假藥，因為不是中藥是醫用衛生材料。

3.創可貼是醫用衛生材料，由醫療器械生產許可證的工廠生產，藥廠不能生產，是違法生產應停止。

五、雲南白藥氣霧劑

批准文號：國藥准字 Z53021107

生產批號 ZAA1903

生產日期：20190110

成分：國家保密方：本品含雪上一支蒿（制）、草烏（制）

其他成分：略

問題

1.申請國家保密方的是繆蘭英獻出的祕方，這個祕方是沒有雪上一支蒿的，現在他們用了雪上一支蒿，說明用的不是雲南白藥保密方，那麼符合藥品管理項下：與藥品標準不符的是假藥，從批准文號上看，1953 年的及 1953 年以後的雲南白藥都沒有雪上一支蒿成分的，藥品標準中收載的藥品名稱是法定名稱，同一處方，同一品種的藥品，使用相同名稱，有利於國家對藥品的監督管理，有利於醫生選用藥品，有利於保護消費者合法權益，有利於制藥企業之間公平競爭，這個處方成分使雲南白藥氣霧劑，送進了假藥行列。

　　2.批准文號顯示，沒有用國家保密方，印上國家保密方，是畫蛇添足，欺騙消費者。

六、雲南白藥膏

批准文號：國藥准字 Z20073015

生產批號：2cc 1915

生產日期：20190218

成分：國家保密方：本品含草烏（制）雪上一支蒿（制）

　　存在問題：同雲南白藥氣霧劑，不另贅述。

七、雲南白藥散劑

成分：三七、冰片、穿山龍、山藥、老鸛草、保險子

雲南白藥
解密

保險子成分：穿山甲、鉤藤、澱粉

　　根據《中華人民共和國藥品管理法》，有下列情形之一的為假藥。（一）藥品所含成分與藥品標準規定的不同，藥品標準成分是：三七、草烏、重樓、獨定子、冰片、麝香、披麻草、朱砂，它與藥品標準成分不同，是一個假藥。

　　二〇一三年一月十七日湖南天戈律師事務所律師羅秋林至衡陽市燕湘區人民法院，狀告雲南白藥集團股份有限公司及其在當地的銷售商，侵犯了消費者知情權及人格尊嚴，理由是雲南白藥說明書，沒有標明成分和含量，從美國海沃市買回的雲南白藥所含成分及劑量寫得詳細清楚，辯方理由是：美國的雲南白藥處方，不是中國的雲南白藥處分，處方沒有洩密，一九八四年，中國的雲南白藥處方，已列為國家絕密，於是羅秋林律師敗訴，庭審中，法官問雲南白藥集團股份有限公司的一個問題：是否使用同一個包裝，回答：是的，此時法官應判假藥案，假藥案的暴露，只差臨門一腳了，結果仍然是葫蘆僧判葫蘆案，昆明藥廠的人都知道，二種不同成分，使用同一個包裝，藥品管理法規定，有下列情形的為假藥（二）以非藥品冒充藥品，以他種藥品冒充此種藥品。羅秋林律師買回的雲南白

藥稱膳食添加劑，冒充雲南白藥銷售，說明法官、律師對於《藥品管理法》完全不知道，現在應該啓動法院監督審判程序，重新審理復查此案，不是判羅秋林律師敗訴，應判雲南白藥假藥案才對，否則在歷史上成爲錯判案例之一。

　　事後觀察到，此產品已被召回，重新換了外包裝，重新申請了一個批准文號，重新投放市場，仍然稱雲南白藥，按照藥品管理法，無法洗脫假藥名聲，仍然冒充雲南白藥銷售，只是換了一個包裝和批准文號。筆者也觀察到，用食品添加劑處方，做成雲南白藥酊，這樣，雲南白藥酊，就有二種不同成分的酊劑，當然一種爲眞，另一酊劑爲假。

雲南白藥牙膏

作爲藥廠生產的應該是藥品，它的廠房設備人員配置，化驗室，藥品管理法都有規定，驗收後發生產許可證，上級是醫藥局，藥廠要生產牙膏，應該另外成立牙膏分廠，因爲牙膏屬於化妝品，歸牙膏廠或日用化工廠生產，他的生產設備和藥廠要求不同，它的上級是輕工業局，再上級由食藥局管理，一九一七年文革中，靠邊站的省長劉明輝，無事可做，跑到周總理那裡，總理指示劉省長：

一、回雲南建一個有一定規模的雲南白藥專廠，結果成了什麼都做的萬金油工廠，各行各業掛上雲南白藥子公司爲榮。

二、建立雲南白藥研究機構，機構建立了，沒有正果做出了奇葩產品，治療跌打損傷的，做成了牙膏、創可貼、膳食添加劑，冠名雲南白藥散劑的，就有三個不同成分的處方，拿不出大樣本，隨機對照雙盲試驗的臨床報告，也沒有見到植化，藥理的報告。

解密

　　三、免交增值稅，藥品不漲價，結果幾角錢的成本賣幾十元，本可造福人民，結果成暴利行業，稅收大戶，該廠在總理指示下成立，結果被濫用，也濫用了法律，居然修訂了藥品管理法中成分一項：成為國家絕密方，是行政違法，矇騙了消費者、律師、法官，還有藥典委員會。

　　如果還不明白，講一個通俗易懂的，婚姻法中一夫一妻制，修訂為一夫二妻制，假如領導和上級批准了有用嗎？雲南白藥牙膏投放市場時，開始了虛假的誇大宣傳，從宣傳廣告說德國引進十二項先進技術，品質檢驗 109 道工序，消費者滿意度 96%，還有必不可少的幾個字，成分：國家絕密方，藥品管理法四十九條規定，藥品包裝，不得含有虛假內容，不得含有表示功效，但它宣傳是中國止血愈傷，消腫止痛，消血化瘀的百年品牌，幫助減輕牙齦問題（牙齦出血，牙齦疼痛）修復粘膜損傷，營養牙齒，改善牙周健康的作用，但是缺乏止血愈傷，消腫止痛，活血化瘀的療效報告，也沒有減輕牙齦出血，牙齒疼痛，修復粘膜損傷，營養牙齒，改善牙周健康的療效報告，被多地多次告到法院，參考資料 4.5，於是改變宣傳方法，本品不可代替藥品，印在了包裝盒裡面，藏在消費者看不到的地方，因為含有雲南白藥活性成分，才叫雲南白藥牙膏，結果是含三七的叫三七牙膏，結果仍然叫雲南

雲南白藥
解密

白藥牙膏，還有既無三七，也無雲南白藥成分的也叫雲南白藥兒童牙膏，請看下麵三種雲南白藥牙不同成分如下：

一、雲南白藥牙膏
化粧品許可證 20160015
成分：雲南白藥提取物＋氯甲環酸（一種止血藥）＋牙膏

二、雲南白藥牙膏
化粧品許可證：無
成分：三七＋牙膏

三、雲南白藥兒童牙膏
化粧品許可證：無
成分：牙膏

四、實物樣品：

雲南白藥牙膏（含雲南白藥活性成分）

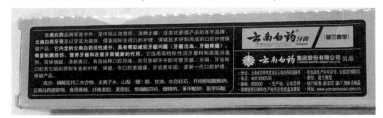

雲南白藥牙膏（含三七成分）

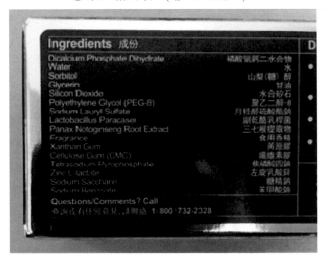

雲南白藥
解密

　　雲南白藥廠生產產品為雲峰牌，結果是雲南白藥牌，二種品牌，同時存在包裝盒上，試問到底是什麼牌，所以提出問題：參考資料4，你是牙膏，還是藥？功效型牙膏沒有臨床驗證，宣傳中不區分牙膏和白藥，故意混淆概念，不能宣傳療效，於是不能代替藥用，這幾個字印在包裝盒裡面不起作用，國家絕密方，到底是藥還是牙膏，一個批文，一個配方，怎麼做出三種不同配方的牙膏，是否合理，在無監督情況下，可以任意改變成分配方生產。

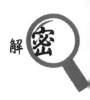

雲南白藥成分彙編

一、曲煥章百寶丹
生產者：曲煥章
成分：碳酸鈣、保險子

二、雲南白藥
生產者：雲南十三家藥房
成分：三七、草烏、重樓、獨定子（金鐵鎖）
1953 年給批准文號

三、雲南白藥（原名曲煥章百寶丹）
生產者：昆明藥廠
成分：三七、草烏、重樓、獨定子、披麻草、朱砂、冰片、麝香

四、雲南白藥
生產者：雲南白藥集團股份有限公司
(1)成分：散瘀草、苦良薑、老鸛草、白牛膽、穿山龍、淮山藥、田七、冰片
(2)成分：三七、草烏、重樓、獨定子、披麻草、朱砂、冰片、麝香

結束語

　　雲南白藥系列產品，用《藥品管理法》檢查，均達到假藥標準，無一例外，將此研究結果，呈獻給消費者，讀者面前，這些產品不受監督管理，就是藥典委員會，所有藥品都有成分一項，獨缺雲南白藥成分一項，這是全世界獨一無二的違法現象，從牙膏粉演變成國家絕密方成爲國際笑話。

　　雲南白藥集團股份有限公司主要責任人，用國資委作擋箭牌，做了大量造假，違法生產，虛假宣傳，規模之大達數十年，實屬罕見。

　　國家食藥局長鄭篠萸因玩忽職守罪，被判死刑，其中有核發藥品批准文號，結果是一個藥品給了好多批准文號，包括假藥也給批准文號，造成藥品管理混亂，提高百姓用藥風險，降低國家機關公信力，雲南白藥集團股份有限公司完全可以對號入座，一個批准文號發展出許多產品，有的批准文號都沒有，誰來承擔責任？

　　《藥品管理法》第一百四十四條，生產假藥劣藥，受

害人請求額外賠償外，還可請求支付價值 10 倍的損失；賠償金額不足一千元的以一千元計標，假如眾多消費者找藥廠賠償能承受嗎？

　　雲南白藥集團股份有限公司，不斷地誇大宣傳，創造了歷史上最大的假藥案，對於這樣的問題，刑法都有規定，請看：生產銷售提供假藥罪，妨害藥品管理罪，食品藥品監督瀆責罪，廣告法也有，該公司發布的資訊，用於經營活動和虛假宣傳，將承擔法律責任，中國不缺法律，但缺法律執行，本人期望雲南白藥集團股份有限公司，依法生產，應向消費者有一個道歉，本書也是作者對依法治國的貢獻，鄭葆葰結局是前車之鑒，不可以無法無天，也歡迎讀者對我本文不足之處，提供寶貴意見，以後怎麼辦？交歷史作結論，假的總是假的，經不起事實的檢驗，牛皮總有吹破的一天！

附圖

作者在雲南食藥局前留影

　　作者向雲南食藥局談雲南白藥系列產品的問題，他們給我的答覆是：連他們也不知道雲南白藥處方是什麼？也見到了二位幹部，是他們二人給雲南白藥牙膏批准文號，正式答案是：沒有影響雲南白藥牙膏配方，配方沒有變，本書列出三種配方，到底配方變了沒有？

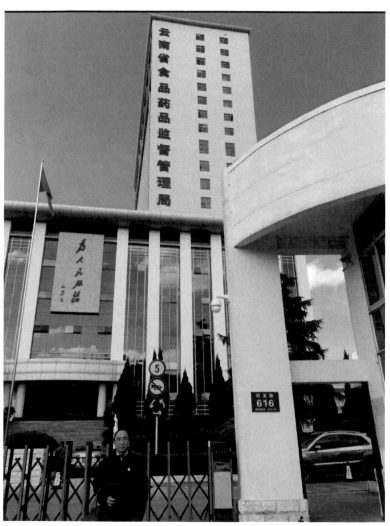

雲南白藥
解密

關節止痛膏

　　用藥品商標命名成了雲南白藥關節止痛膏，這個產品名，關節止痛膏，雲南白藥 R，位置應該在包裝盒的右上角，從產品外包裝，看到了擾亂社會主義經濟秩序。

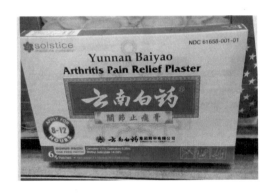

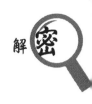

附：我的作品

一、從碳酸鈣變成國家絕密處方的過程

越來越多的雲南白藥廣告，看了之後有必要寫一篇文章，恢復原來面貌，牛皮總有吹破的一天。

去年我旅遊昆明，首先進入眼睛的公車上廣告：雲南白藥，星光大道，對此不能理解並感到不倫不類，雲南白藥是藥品怎麼同刻有電影名星的人行道聯繫到一起了呢？進到昆明的一家銀行裡，見到了商、住、公園雲南白藥第一城的霓虹燈廣告，在電梯裡有打造自己品牌雲南白藥貼紙，藥房大門口廣播著打造自己品牌雲南白藥，在中藥材的瓶貼上，明明是一味普通中藥材如三七當歸花旗參等，下面是生產廠家雲南白藥集團某分公司，但是瓶貼把雲南白藥四個字特別放大和醒目地突出來，從遠處看瓶貼就成了雲南白藥…花旗參，雲南白藥…當歸，雲南白藥…枸杞子，雲南白藥…白芨粉，這種類型瓶貼深入各行各業，食

雲南白藥
解密

品行業的雲南白藥…松茸，飲料有雲南白藥…一罐清，生活用品有雲南白藥…衛生巾，雲南白藥…洗衣粉，雲南白藥…消毒液，雲南白藥集團不再僅做藥品，成了什麼商品都做，成了無處不在的萬金油工廠，雲南白藥四個字成為萬能膏藥到處可貼，殊不知瓶貼應該有一定規範的。如此不規模宣傳雲南白藥，那麼雲南白藥究竟是什麼？雲南白藥原名「曲煥章百寶丹」，而曲煥章百寶丹原裝貨經雲南省藥檢所化驗結果是碳酸鈣，雲南白藥的故事是咕咚來了的故事，故事說森林中的動物們，聽到樹上果子掉落水裡咕咚一聲，傳來傳去把咕咚說成是一種很厲害的獸王，只要聽到咕咚一聲，動物們紛紛奔跑逃命，雲南白藥的故事同咕咚來了的童話故事一樣。

　　四川省藥檢部門，對雲南白藥膠囊因為品質不合格，曾經禁止在四川銷售，香港衛生署曾經對雲南白藥系列產品全部退貨，理由是未將致命的有毒成分，列在藥品的說明書中。現在列出了劇毒的成分草烏，但是並沒有列出另外二種劇毒成分，黎蘆（稱披麻草）和硫化汞。

　　我們回顧一下解放前制藥業的歷史，當時最有名的假藥是宏興堂鷓鴣菜，化學成分山道出甘汞，驅蛔蟲，但是跨大宣傳治小兒百病成為假藥被取締的原因，還有一種是當今上海黃河藥廠高祖父輩生產的百齡片，吃了能活到

100 歲年齡，經化驗是碳酸氫鈉，中和胃酸過多，而曲煥章百寶丹是眾多假藥中之一，雲南解放，雲南省藥檢所立刻收集曲煥章百寶丹原裝貨，據雲南省藥檢所曾育麟所長對我介紹：雲南解放後，曲煥章百寶丹原裝貨基本上賣完了，一共收集到七瓶，曲煥章百寶丹原裝貨，經過化驗加酸起泡沫反應，最後確定為碳酸鈣。中藥粉末鑒定專家曾育麟在顯微鏡下沒有看到什麼植物細胞，曾所長感嘆地說了一句：「想不到曲煥章做的也是假藥，就是當時市場上最普通的牙膏粉。」這是曾所長對我講過的話，一字不錯記錄在此，當時我站在省藥檢所院子裡，曾所長站在所長辦公室門口對我講這些話的，在昆明《雲南日報》的歷史上，將曲煥章百寶丹列為假藥公布，這是事實，後來曾育麟所長調任雲南省中醫學院藥學系主任，去年還健康在世。關於對曲煥章百寶丹原裝貨化驗結果為碳酸鈣的根據，要到雲南省藥檢所的檔案數據中尋找，即使年久遺失，下面有對此藥品的述評，並不影響這是一個有問題藥品的大局，方舟子打假，藥品中首挑雲南白藥，打它有毒副作用，沒有打中要害。

現在把這假藥，變成無所不在的雲南白藥，過程是這樣的，雲南解放後，大約在一九五六年前後，全國動員獻祕方，各省獻出的祕方，彙集成書本出版，曲煥章家裡人

把曲煥章祕方獻出來，當時全國獻出祕方的成千上萬，各省祕方彙集的書有好幾冊，有價值的不多，最好的首推季德勝祕方，專治腹蛇咬傷，祕方中十三味中藥，本草綱目上全部有的，皆記載著治毒蛇咬傷，於是生產季德勝蛇藥，季德勝擔任南通藥廠副廠長，由衛生局幹部領著全國做報告，交流經驗，在這形勢下，曲煥章妻子繆蘭英，交出了曲煥章百寶丹祕方，由地方國營昆明藥廠生產，我1961 年到昆明藥廠時，幹部和工人都是這樣說：蔣介石要求曲煥章交出百寶丹祕方，曲不交，死在監獄中。這是騙子常用的招數抬高身價，這件事同老蔣根本沒有關係，蔣的日記存放在斯坦福大學，人人可以借閱，誰都沒有見過日記中蔣和曲有什麼關係，一位騙子向我介紹經驗，牛皮要吹得越大才越有人相信，吹小了人家不相信的，雲南白藥的發展史，就是這個樣子。曲煥章怎麼死的我查了歷史，當時國醫館館長焦易堂，在四川有個藥廠，要曲煥章百寶丹交藥廠生產，曲寫下袛有他知道的藥名，到四川後二個月生病去世，要說曲煥章百寶丹是碳酸鈣，能交出來嗎？欺騙穿幫了，以後怎麼能在醫界江湖中生活，這才是曲煥章至死不交祕方的原因。

再說曲的妻子交出的百寶丹已不是碳酸鈣了，由昆明藥廠改稱雲南白藥（原名曲煥章百寶丹）投放市場，一個

藥品上市，要有文獻查證，藥理試驗，毒性試驗，臨床試驗，憑一名外行人獻出祕方，不經驗證就生產是盲目的。後來雲南白藥外包裝重新設計，把括弧中原名曲煥章百寶丹這幾個字去了，就剩下當今雲南白藥這四個字了，再講一個插曲，工商行政局按照祕方生產的藥品價格核實下來不對，於是繆蘭英補加一味麝香，一下子把價格提高一大截，就是當今雲南白藥處方。而且曲家後人都說，曲煥章妻子交的祕方處方是假的，還說從未見過曲煥章用過這麼多三七。

曲煥章兒子也交出了曲煥章百寶丹祕方，沒有麝香，三七用量也沒有這麼多，對於救人一命的保險子，也不相同，主要成分雪上一支蒿，常用量 50 毫克，化學成分是雪上一支蒿生物鹼，止痛效果是啡啡的八分之一，這個祕方由公私合營昆明聯合藥廠生產，商品名百寶丹，曲的會計，也交出祕方稱白藥精問世。

曲煥章百寶丹一個商品，現在變出了三種，這裡要問曲煥章百寶丹究竟那一個才是的。從好的方面理解，祕方已失傳，但是從省藥檢所對曲煥章百寶丹原裝貨化學分析結果看，失傳的理由不成立。後來是昆明聯合藥廠併入昆明藥廠成為第五車間，一車間生產針劑，二車間生產片劑，三車間生產玻璃瓶，四車間植物成分提取，五車間生

雲南白藥
解密

產葡萄糖和百寶丹，原來聯合藥廠的幹部策劃，利用雲南白藥的名氣，將五車間成立雲南白藥廠，專門生產雲南白藥，瓊瑤的電影為雲南白藥做了義務宣傳，電視劇：武朝迷案，其中有一鏡頭，這是漢朝時間，有一個人被蛇咬傷了，叫用雲南白藥，去年我在昆明旅遊時，有一位昆明市民告訴我，雲南白藥早在漢朝時就有了，說明了電視的義務宣傳效果，直到現在電視劇還在義務宣傳，雲南白藥成為家喻戶曉的產品，知名度和實際效果效果完全脫節背離。

　　雲南抗戰八年，軍隊急需藥品，段培東：《劍掃風煙》一書詳細記錄雲南八年抗戰，其中也提到急需藥品，當時雲貴總督李根源是朱德總司令老師雲南騰沖人，他為部隊採購藥品時，沒有提到要用曲煥章百寶丹，也沒有要雲南的三七，而去東北採購吉林紅參，常住昆明的李根源難道不知道昆明的曲煥章百寶丹？說明這個藥品並不看好，但是在解放後的解放軍中，大量使用雲南白藥，在對越南自衛反擊戰中，根據報導，廣泛使用了雲南白藥，但是每克雲南白藥含有 1000 個細菌，敷在血淋淋的傷口上，是否合理？是否有過研究？如果把祕方公開，用於救命的保險子不過是二種有毒成分，一種是硫化汞，有毒，世界各國禁止使用，另一種是劇毒中藥殺蟲藥黎蘆中一

種，這二種藥做成的保險子能有救命效果嗎？誰做過藥理和臨床研究？誰做過毒性試驗，公開了祕方，誰再敢用於救命？叫成千上萬人吃這救命藥，生產廠家有沒有責任？如果在抗美援朝時期，生產劣藥的廠長是要槍斃的。對偽劣藥品的處理，產品要銷毀，這樣藥廠關門，70 元的雲南白藥股票變零。

　　雲南白藥廠成立後發展出許多劑型，有雲南白藥膠囊，雲南白藥酊，雲南白藥氣霧劑，雲南白藥膏藥，雲南白藥痔瘡膏，雲南白藥牙膏，雲南白藥如同麵粉，可以做出油條餃子饅頭麵包等各種式樣。對曲煥章妻子獻出的祕方不作深入研究，曲家人獻出的同一處方，就存在不同矛盾，開始了盲目發展，誰見過一個藥品有這麼多劑型的，說穿了賣雲南白藥四個字，雲南白藥到了美國，已經不是治病的神奇藥品而是變成膳食添加劑，連外用搽皮膚的禁止入口的雲南白藥酊，也申請作為食品添加劑，進軍美國市場，真是笑話，在美國見到雲南白藥牙膏，這個產品被國內用戶告上法庭，使用中出現付作用和身體不適，問生產商是不是雲南白藥做的牙膏還是袛是牙膏，要求修改說明書。有些人及知名人士服了雲南白藥後，心律失常、腎功能衰竭，雲南白藥生產廠多次被告上法庭，總是以國家一級絕密處方為擋箭牌，逢凶化吉。

雲南白藥
解密

雲南白藥祕方列為國家一級保護，處方交衛生部，保護期到 2015 年，以後再可以申請保護，這是他們的護身符，是公開的欺騙行為。現在提供一個證據，既然列為國家一級保護，怎麼解釋 1959 年衛生部的醫藥衛生快報上公布了雲南白藥處方，為什麼把公開了將近數十年的處方再申請保密，所以這是一種欺騙的銷售方法。世界上對祕方的管理是，公開處方，給專利廿年，雲南白藥專利已超過廿年了。

處方不保密，現在把公開的處方成分寫出來，有重樓，三七，草烏，獨定子，冰片，麝香，披麻草，朱砂。其中冰片和麝香占萬分之四，其他成分占 7%到 14%，為公開祕方這件事，我詢問過中心實驗室主任王典五技師，王技師答復處方不保密，保密的是生產工藝，告訴你處方是做不出來的。雲南白藥處方送給過蘇聯人和昆明軍區。所以軍隊有商品也叫白藥，但是用的是曲煥章兒子的配方。文革時期，雲南白藥處方和工藝操作規程由彭崇德技師借用，放在中心實驗室臺上，皆可閱讀無人管理，抄寫的雲南白藥處方賣 5 元，也有賣雲南白藥投料單的，甚至把倉庫中雲南白藥紙盒瓶貼拿去，自己裝進藥粉冒充雲南白藥賣，這些情況我在昆明都掌握的，並向牟其南廠長介紹後，加強了管理。現在把公開的處分申請保密，掩蓋了盲

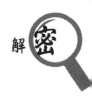

目發展產生的所有問題。

　　雲南白藥的加工工藝是複雜的，重樓經水泡後削皮烘乾打粉，三七用量過多，需要縮小體積，一部分做成浸膏留一部分打粉，草烏品種很多，相互之間毒性差別很大，選擇其中一種草烏蒸 24 小時，否則吃死人，最嚴重問題是保險子，它是救命藥，重傷的急服一粒救命，重傷有各種情況，有休克的，有流血的，有肌肉挫傷的，有骨頭斷的，傷情不同，急救方法也不同，保險子到底救那一種情況，有藥理證明嗎？這同歷史上鷓鴣菜跨大效果是一樣的，它的成分有三種，重樓含有澱粉和皀貳是賦形劑，朱砂是硫化汞，有毒重金屬，世界上都已禁用，服下之後，身上立刻出現紅腫硬結，又痛又癢，披麻草是草藥名，中藥店中有一味劇毒殺蟲藥藜蘆，披麻草是眾多藜蘆品種中的一種，現在把這二種有毒成分，做成救命藥是荒唐笑話還是有科學證明？處方保密下暢銷 20 年，處方申請保密，就是不讓你知道葫蘆裡賣什麼藥，處方公開了，這種救命藥要研究，是眞是假牛皮還能無限制吹下去嗎？中藥處方有君臣佐使進行處方分析，明顯是胡亂編造的，所以雲南白藥成也祕方，敗也祕方。

　　祕方公開後，盲目跨大宣傳成爲歷史，歷史上能治小兒百病的鷓鴣菜已退場，卻有更大牛皮的雲南白藥代替，

文革期間打公雞血針，甩手療法，治百病廣爲傳播，時間一久被淘汰，唯有雲南白藥經久不衰，空中樓閣總有倒跨的一天，雲南白藥的名氣是吹出來的，這個氣泡吹得太大，總有吹破的一天，特別是審批雲南白藥的藥政官員，不查歷史，不看文獻資料一路放行，是失職行爲。

　　曲煥章百寶丹原裝貨化驗結果是碳酸鈣，及 1959 年衛生部醫藥衛生快報公布了雲南白藥處方，這些事實知道的人己不多，寫下留於世上，同時把碳酸鈣演變成國家絕密處方過程，也講述清楚了，供有關的人士研究分析。
（2016 年完稿）

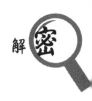

附：我的作品

二、《雲南白藥》書評

一九九五年，北京科學技術出版社，出版了揚巨才等《雲南白藥治百病》的書。神州大地百年來，能治百病的藥僅有二種，另外一個是能治小兒百病的宏興堂鷓鴣菜，家喻戶曉，無人不知，後來經化驗，成分是山道年甘汞祗能驅除蛔蟲，不能治百病，跨大宣傳，作為假藥取締，現在雲南白藥治百病，祗能治跌打損傷，不能治百病，這樣跨大宣傳，應該同治療小兒百病的鷓鴣菜一樣，放在取締的假藥隊伍中。肯定一個藥品的效果要有大樣本，隨機，對照，雙盲試驗肯定，不是由作者隨便寫的。一看止血，它不如幾毛錢一支的酚磺乙胺，二看止痛：它不如幾分錢一片的撲熱息痛，三看抗感染：它沒有一元五一瓶的醫用酒精靠譜，四看抗炎，它沒有幾毛錢一片的布洛芬持久。但論毒性，四種西藥加起來都敵不過它，請問它哪里好？一年七億多元廣告費，真貨是不用廣告推銷的。方舟字打假，藥品行業首挑雲南白藥。

二〇一七年十月我去昆明，讀到一本書，是雲南白藥

雲南白藥
解密

集團研發總監，雲南藥物研究所所長李兆雲先生主編的《民族藥》一書，該書二〇一六年十一月科學技術出版社出版，其中把雲南白藥描寫成民族藥的傑出代表，把雲南白藥作為創新案例介紹，首先書名就是一個問題，中國有二十九個省，把一個省的藥，說成是民族藥的傑出代表，是不是跨大了？其他二十八個省的藥就沒有了，全國還有 55 個民族就沒有了？中華民族藥的傑出代表，大家都知道的有延年益壽的是吉林人參，婦女月經不調要西藏紅花，激性用藥材是鹿茸，活血化淤治療跌打損傷的有廣西田七，山東阿膠，已有千年歷史，你雲南一個省的雲南白藥怎麼能成為民族藥的代表呢？再說雲南白藥（原名曲煥章百寶丹）經雲南省藥品檢驗所檢驗出成分是碳酸鈣，宣布曲煥章百寶丹是假藥並取締，這不就成了天大笑話。再一個是作為創新發展案例介紹，就是從雲南白藥散劑開始，發展出雲南白藥膠囊，雲南白藥酊劑，雲南白藥膏藥，雲南白藥氣霧劑，雲南白藥創可貼，雲南白藥牙膏，雲南白藥膳食添加劑。請問當今世界上誰能找得出第二種藥可以做出這麼多劑型的。（見該書 401 頁－420 頁）。

一九零二年曲煥章發明了曲煥章百寶丹（見雲南白藥－維基解密－自由的百科全書），雲南白藥廠也是這樣對外界宣布的。揚巨才雲南白藥治百病一書，也是這樣子說

解密

的。但是在科學證據面前一九〇二年曲煥章發明了假藥。被取締。六一年我進昆明藥廠時，藥廠工人也講過曲煥章百寶丹是假藥被取締，登在雲南日報上。還有一個數據，曲煥章在世時家裡工人問曲煥章這麼多牙膏粉何用，曲煥章閉口不說，後來突然不見，原來做成假藥了。那時候記錄這件事的人證有曲的女兒曲竹林。

《民族藥》420 頁，雲南白藥殊榮一節是這樣寫的：「新中國成立後，1951 年，曲煥章萬應百寶丹在中國西南工業展覽會上獲甲等獎狀」，這個獲獎的產品是好不容易找到的一共只有七瓶，雲南省藥檢所對展品取樣化驗裡面是碳酸鈣，獲得甲等獎狀的原來是一個假藥。

曲煥章另外一個殊榮是蔣介石對著名醫師的去世為國家之不幸。（見白藥傳奇記錄片）。對於曲煥章的定位是醫生。傷寒論作者張仲景是醫學專家，本草綱目作者李時珍是藥物專家。曲煥章在雲南江川一帶是有名的傷科醫生，對此介紹，筆者贊成，但是作為著名醫生，發明了牙膏粉作為曲煥章百寶丹欺騙消費者，死後才查明真相，名醫的光環大打折扣了！

曲煥章兒子幫父親採購藥材，配製處方，他提出的活血化淤的三七，就是廣西田七，用量是常規劑量，傷科止

痛選擇雪山一支蒿，劑量也正確，四十多年後，提取出有效成分，並證明止痛效果是嗎啡的八分之一，從曲煥章兒子開出的處方，可以見到曲煥章醫術，沒有受醫學專門教育，但是用於治療跌打損傷的是經典藥材，是曲煥章治療跌打損傷的成績。再看曲煥章妻子提出的三七用量，超過常用量，這一下為難了昆明藥廠，把三七做成浸膏粉，可以縮小體積，曲煥章是沒有這種設備的，也不具備這種知識，三七過量的副作用是可使心臟傳導阻滯及抑制血小板凝聚及噁心嘔吐等副作用。

　　再看繆蘭英提出的止痛藥是：披麻草，就是中藥鋪劇毒藥藜蘆的一個品種，周總理指示，對於雲南白藥要研究，你把祕方保密了怎麼研究？別人不研究，白藥廠可以自己研究披麻草的成分和止痛效果，但是看到的是不斷地對保險子的吹捧和神化，成為急服一粒的救命丸。這個情況說明能夠學到曲煥章一技之長是他兒子曲嘉瑞，所以他獻上的祕方，符合曲煥章常用配方，而繆蘭英獻的祕方，明顯看到她是一個外行人。調查時她對名稱劑量都搞不懂的。被無限制吹捧神化了。曲煥章終年 58 歲，如此短壽，與著名醫生太不相稱，說明他有一技之長外，其他醫學領域的知識太少。關於爭論不休的誰是曲煥章百寶丹的傳人，結果繆蘭英勝利，化驗結果證明，曲煥章兒子和妻

解密

子都不是。他們二人交出的祕方，是曲煥章治病用的眾多處方之一。

　　關於曲煥章的去世，史料上有人說：因為不交祕方，被蔣介石關進監獄死在牢裡。昆明藥廠工人也曾這樣說。也有人說：因為不交祕方給焦易堂，絕食而死。（見網路文章）。但在《白藥傳奇》的故事片中和調查中，曲煥章是自然死亡。當時焦易堂首先找的是曾澤生，希望他的白藥精交給他的藥廠生產，遭拒絕後，曲煥章因為家庭矛盾，到了成都焦易堂那裡，（網路文章是因為捐飛機，錢不夠，到四川躲避）焦易堂希望將百寶丹交他藥廠生產。曲煥章開了處方，只有他自己知道的草藥名，別人卻不懂。（根據網路文章）。再說他是用日本碳酸鈣做的白藥能交嗎？交了出來名聲全毀，所以對兒子老婆也不能交，這是至死不交的原因！

　　《民族藥》一書，對雲南白藥的探源：從白藥尋根開始，寫到曲煥章從生到死過程，其中有白藥傳奇的神話故事，對於雲南白藥探索一書，是這樣介紹給讀者的：從萬應丹到白藥，從曲煥章萬應百寶丹，到雲南白藥投產，榮藏於國家級祕方保管，經歷了漫長探索過程。不是探索過程，是不斷紐曲歷史的造假過程。造成白藥故事像空中樓閣，成為現代版的《咕咚來了》的童話故事。如果雲南白

雲南白藥
解密

藥處方是榮藏於國家級絕密配方，那麼國營昆明藥廠將雲南白藥生產配方移交給眾多私人老闆組成的聯合藥廠生產，是不可原諒的大錯。也無法解釋一九五九年醫藥衛生快報，第十七期 258 頁公布；雲南白藥原名曲煥章百寶丹系採用雲南特產藥材配製的雲南民間驗方之一，雲南白藥主要的藥物有三七，重樓，獨定子，披麻草，冰片，麝香，等混合而成。服法：凡因刀槍跌打諸傷無論輕重，有出血者開水調服，若瘀血腫痛及未出血者用酒調服，婦科各症，均以酒調服，凡瘡毒初起除內服外用白藥少許以酒調勻塗患處，如已化膿只需內服。用量每次 200 至 300 毫克。再說白藥廠成立，用的是聯合藥廠許多私人老闆的地盤，變成了國有企業，生產是用昆明藥廠的雲南白藥處方。

文化革命期間，雲南白藥工藝操作規程，由彭技師借出，放在中心試驗室臺上，無人管理，任人抄寫。昆明藥廠片劑工人林順才，用 5 元人民幣買下了從工藝操作規程上抄下來的雲南白藥處方，處方成分有草烏，三七浸膏，三七，獨定子，重樓，披麻草，麝香，冰片，朱砂。各成分含量有萬分之四，到百分之七至十四及百分之五十的。他還看見了撕下了的雲南白藥投料單在市場上賣。一九六四年，聯合藥廠和昆明藥廠合併，此時才有昆明藥廠五車

間，將雲南白藥交五車間生產。《民族藥》一書中說一九
五六年成立五車間生產雲南白藥，這不是事實，書中再說
繆蘭英在昆明藥廠擔任配製白藥的技師，她沒有這個職
位。事實是曲家工人李瓊華，繆蘭英女兒曲竹林，成立雲
南白藥小組，配製雲南白藥，而曲竹林申稱，這個處方是
假的，她掌握的才是真的。原聯合藥廠黨政幹部開始策
劃，用五車間成立白藥廠，專門生產雲南白藥。要把生易
做大，做出名，不讓別的藥廠賺錢，申請處方保密，當時
只是議論，84 年成現實。

　　將雲南白藥提高到：中藥國寶第一號，有一部《白藥
傳奇》的記錄片，周俊先生證明了當今生產的雲南白藥就
是過去曲煥章各個時期生產的百寶丹完全相同，那麼需要
對周俊先生要作一個介紹，他一九五八年畢業於上海華東
化工學院化工系，分配在雲南省中國科學院植物研究所，
他拿出一個合成藥稱天麻素，作鎮靜藥，供昆明藥廠生
產，結果在健康報頭版頭條的新聞是：衛生部宣布昆明藥
廠生產的天麻素是一種假藥被取締，取締理由是天麻中沒
有此成分，無鎮靜作用。昆明藥廠受此沉重打擊，造成如
此後果的就是周俊。那麼周俊從什麼地方取得了曲煥章各
個時期的樣品的。一九五一年，一共才找到七瓶，周俊是
一九五八年畢業的，他收集到曲煥章各個時期的百寶丹，

這是不可能的事，明顯造假。周俊院士也參加了造假隊伍！後來雲南白藥的牛皮，越吹越大。

所以雲南白藥發展史，是吹牛史，是一個烏龍故事，是咕哆來了的童話故事。

那麼當初宣布曲煥章百寶丹是假藥取締後，為什麼又起死回生發展到祕藏於國家級祕方了呢？

一九五五年當時周總理陳外長等一批官員，在昆明，對雲南省的接待人員說：像白藥這個藥對部隊是需要的，於是由雲南省藥檢所，將生產白藥的十三家廠商的白藥處方集中起來，找出白藥的成分，有三七，草烏，重樓，金鐵鎖，（獨定子）將此處方，作為雲南白藥處方交周總理，此方在雲南科技展覽會上獲一等獎，就是這個處方被外界稱為榮藏於衛生部國家級絕密處方，永不公開的來源。

關於小紅丸保險子，當時祇證明是曲煥章生產的，現在吹成重傷之後急服一粒的救命丸，這同歷史上，只是驅蛔蟲，而吹成了治小兒百病的宏興堂鷓鴣菜作為假藥是一樣的，以前有誇大宣傳的鷓鴣菜作為假藥取締了。當代有昆明藥廠天麻素作為假藥取締了，那麼雲南白藥如此神化跨大早已足夠符合假藥的取締條件了，假話重複一百句成

解 密

為真理，連法庭法官都相信了。由羅秋林律師將雲南白藥集團侵犯消費者知情權為理由被告上法庭，就是雲南白藥是國家絕密處方為理由，原告敗訴。趙因律師服用了雲南白藥，吃出了病住進了醫院，狀告雲南白藥集團藥廠，你裡面到底是什麼成分？也是以雲南白藥處方是國家絕密配方，原告敗訴，原告雖敗訴，但是被逼公布有毒成分草烏，但是尚有有毒成分未公布，就是披麻草（一種藜蘆）及全世界禁用的朱砂。對於雲南白藥牙膏信以為真，結果沒有任何效果，反而使病情加重，狀告雲南白藥集團廠，也因為雲南白藥是國家絕密處方為理由原告敗訴。原告要求療效報告，被告拿不出來，作者公布此文，雲南白藥用繆蘭英提供的處方，申請國家絕密處方的神話故事，從今以後應該結束了。

摘要

一、歷史上的曲煥章百寶丹，經化驗，是碳酸鈣，就是牙膏粉，是假藥，這件事情的經辦及見證，是雲南省藥品檢驗所。一九零二年曲煥章創制的原來是一個假藥。現在申請為國家絕密處方，真是天大笑話。

二、雲南白藥祕方原來根本不保密，筆者提供詳細的歷史事實和數據來源，供作為研究和關心雲南白藥人士參考。

三、把雲南白藥祕方公開了二十多年多年之後再申請保密，道理講不通。而且申請保密的是一份假雲南白藥祕方，眞白藥處方，榮藏於國家的雲南白藥祕方束之高閣，又一個天大笑話。牛皮吹過了頭！以假亂眞。

四、本文詳細敍述了雲南白藥方榮藏於中國國家衛生部成爲國家級絕密配方的眞相，這和雲南白藥集團繼存繆蘭英雲南白藥祕方沒有任何關係。是以假亂眞。

五、1971 年，周總理指示：一、建立一個有相當規模的雲南白藥專廠。結果成了什麼都做的萬金油工廠，各行各業掛上雲南白藥子公司爲榮。二、建立雲南白藥研究機構。建立了機構，沒有正果，做出了奇葩產品。治療跌打損傷的做成了牙膏，膏藥，痔瘡膏，創可貼，膳食添加劑，冠名雲南白藥散劑就有三個不同處方，拿不出一個大樣本，隨機，雙盲試驗的療效報告。也沒有藥理，植物化學研究報告。三、免交增值稅。藥品不漲價：結果幾角錢的成本賣幾十元。

二〇一七年十二月四日完稿。

參考資料

1. 宋友諒，雲南白藥有假，禍害不淺，博訊網 8/18/2009

2. 我對雲南白藥的觀察，泰華網 4/4/2014

3. 王蕾：致命的雲南白藥，網易新聞 1040 期

4. 雲南白藥牙膏，網易 173

5. 雲南白藥牙膏遭南京市民起訴，21 世紀經濟報導 7/18/2017

6. 何敏：雲南白藥冠名之爭 2016

國家圖書館出版品預行編目資料

雲南白藥（國家絕密方）解密 繁體版／宋友諒
著. ─初版.─臺中市：白象文化事業有限公司，
2022.03
　　面；　公分
ISBN 978-626-7056-89-9（平裝）
1. 中藥方劑學
414.7　　　　　　　　　　　110020850

雲南白藥（國家絕密方）解密
繁體版

作　　者　宋友諒
發 行 人　張輝潭
出版發行　白象文化事業有限公司
　　　　　412台中市大里區科技路1號8樓之2（台中軟體園區）
　　　　　出版專線：（04）2496-5995　　傳真：（04）2496-9901
　　　　　401台中市東區和平街228巷44號（經銷部）
　　　　　購書專線：（04）2220-8589　　傳真：（04）2220-8505
出版編印　林榮威、陳逸儒、黃麗穎、水邊、陳媁婷、李婕
設計創意　張禮南、何佳諠
經銷推廣　李莉吟、莊博亞、劉育姍、李佩諭
經紀企劃　張輝潭、徐錦淳、廖書湘、黃姿虹
營運管理　林金郎、曾千熏
印　　刷　百通科技股份有限公司
初版一刷　2022 年 03 月
定　　價　200 元

白象文化　印書小舖　出版 · 經銷 · 宣傳 · 設計
www.ElephantWhite.com.tw　自費出版的領導者　購書 白象文化生活館